AF355851

LETTRE

AUX MÉDECINS

SUR LA QUESTION

DES EMBAUMEMENTS;

PAR J.-N. GANNAL.

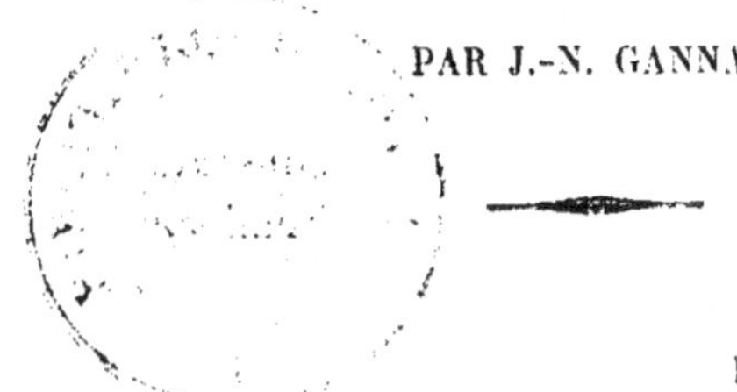

Paris, le 1er mars 1845.

Monsieur le Docteur.

Depuis quelque temps, la malveillance et l'envie se sont élevées contre moi. Loin de m'arrêter, ces mauvaises passions m'ont fait persévérer dans la voie que j'ai suivie. Mes travaux ont donc une importance réelle : car la persécution ne s'attache jamais à ce qui n'a pas de valeur !

J'ai laissé glisser les insinuations perfides, les calomnies lâchement essayées par mes ennemis pour me nuire : ces manœuvres avaient produit si peu d'effet sur l'esprit des praticiens les plus recommandables et sur le bon sens public, qu'elles pouvaient être méprisées. Mais les attaques ont aujourd'hui changé de nature : dans l'impossibilité où l'on est de nier l'efficacité de mon mode de conservation, on s'avise de m'en contester la propriété. Telle est, en effet, l'intention exprimée dans le dernier manifeste qu'on a lancé contre moi; tel est le but du procès que vient de juger la Cour royale.

En présence de ces faits, je ne puis garder plus longtemps le silence; c'est devant les médecins, mes juges naturels dans cette question, que je viens plaider la partie de ma cause qui les concerne.

Ce m'est une occasion de prouver encore une fois le respect que m'inspirent les corps savants, et de témoigner aux médecins la déférence qui leur est due et que je n'ai cessé d'avoir pour eux, comme pourraient l'attester au besoin les nombreux praticiens avec lesquels j'ai eu l'honneur de me trouver en rapport.

Pénétré de ces sentiments, je viens, monsieur le Docteur, appeler votre attention sur l'exposé suivant.

Lorsque je me livrais, il y a huit ans, aux premières applications de mes procédés pour assurer la conservation des corps destinés à la sépulture, la pratique des embaumements était peu répandue ; huit ou dix tout au plus se faisaient chaque année à Paris ; des médecins et plus souvent des pharmaciens s'en chargeaient, et recevaient des sommes qui variaient de mille à vingt mille francs pour chaque opération. C'était assurément, permettez-moi le mot, d'excellentes aubaines ; mais elles étaient si rares qu'elles passaient inaperçues ; et les médecins honorables dédaignaient de s'occuper d'embaumements, qu'alors comme aujourd'hui ils considéraient comme un fait sans importance, sans rapport bien direct avec la science médicale.

Quant aux industriels, traitants et commerçants en médecine, ces hommes, toujours prêts à soutenir le pour et le contre en toute occasion, les prôneurs de recettes nouvelles pour le peuple ou le beau monde, n'avaient point flairé les embaumements ; cette tourbe avide s'efforçait à l'envi, alors comme aujourd'hui, de *fabriquer la matière embaumable*; elle fournissait les sujets, elle n'embaumait pas, elle ne réclamait pas sa part de l'embaumement. Aussi, à cette époque, n'étais-je point troublé dans ma carrière laborieuse. Tandis que de mon côté je pratiquais l'embaumement par une simple injection, m'assurant de la sorte toute les sympathies et la reconnaissance des familles, quelques médecins embaumeurs, qui se faisaient et se font encore volontiers mes confrères quand il s'agit d'exploiter la douleur des familles, n'arrivaient, eux, à la fin de leur opération qu'à force d'incisions, d'extractions et de mutilations; ils faisaient, en un mot, ce qui se trouve si clairement décrit page 371 du VIIe volume du *Dictionnaire de Médecine*, en 21 volumes.

Alors il n'était point question d'attaquer mon brevet, chacun travaillait de son mieux. Mais les choses ne pouvaient durer longtemps en cet état.

Je publiai à cette époque mon *Histoire des Embaumements*, et je fis connaître au public la simplicité et l'efficacité de mes procédés; appuyant mes assertions sur des preuves matérielles et sur des résultats officiels, je m'attachai surtout à réduire le prix de mon travail, et je le mis ainsi à la portée de tous. La pratique des embaumements reçut de la sorte une grande extension, et j'arrivai rapidement à plusieurs centaines d'opérations chaque année, point que j'ai dépassé aujourd'hui.

Cette complète réussite eut bientôt éveillé l'avidité de certains hommes, pour lesquels tous moyens de gagner de l'argent est bon, j'ai presque dit honnête. Leurs calomnies perfides étant demeurées impuissantes, ils n'ont pas craint de recourir à la plus impudente entreprise. Dans le but de me dépouiller, ils ont sonné l'alarme dans le camp médical, et vous ont appelé a leur aide, vous, Monsieur le Docteur, avec tous vos confrères, parce que je veux, prétendent-ils, déposséder les médecins d'un droit incontestable et précieux pour eux.

De quel droit, s'il vous plait? Du droit de pratiquer l'embaumement? Depuis quand et comment? Me suis-je jamais opposé à ce que des médecins fissent des embaumements? J'ai pensé et j'ai dit qu'il me paraissait convenable que cette opération, qui n'a rien de médical, fût pratiquée *par d'autres que par le médecin qui a soigné le défunt*. Je pense et je dis encore que, selon moi, il est convenable que le médecin qui est venu s'asseoir au chevet d'un malade ne se charge pas de l'embaumer. Mais si j'ai parlé de convenance, je n'ai contesté à personne le droit de se livrer à des travaux d'embaumements. L'assertion que je repousse ici est une calomnie répandue à dessein pour indisposer contre moi les médecins nombreux qui m'honorent de leur confiance.

Maintenant, permettez-moi de reprendre l'exposé qui précède et d'en tirer quelques conclusions. Combien faisait-on à Paris d'embaumements chaque année il y a six ans? Huit ou dix, je l'ai déja dit; c'est un fait notoire. Par quel procédé opérait-on?.... Par incision, par mutilation et par extraction d'organes, toujours,.... toujours! sans aucune exception que l'on puisse montrer ou citer. Combien se fait-il aujourd'hui d'embaumements dans le même temps? Quelques centaines. Par quel procédé? Quatre-vingts dix-neuf sur cent qui s'opèrent par une simple injection, sont pratiqués par moi, par mon procédé breveté. A quoi tient cette différence? A mes recherches, à mes travaux, à la publicité que je leur ai donnée, aux prix très-modérés de mes opérations.

Cependant mes adversaires les embaumeurs prétendent que je veux les dépouiller, les déposséder. Eh de quoi, grand Dieu? Du manuel, du *modus faciendi*, du seul qu'ils employaient avant moi? Je n'y pense pas le moins du monde; Dieu m'en garde! De celui que j'ai employé? du mien? Mais il m'appartient, puisque ni les sépultures de Saint-Denis, ni aucune autre, ne nous offrent un seul corps embaumé par injection avant mon procédé. De l'industrie? Mais je l'ai créée moi seul et sans appui. Je dis donc aux embaumeurs : — Pratiquez, Messieurs! pratiquez comme vous le faisiez avant moi, pour les princes et les riches bourgeois; laissez-moi continuer d'après mes procédés, et ne craignez point que je vous dépossède.

Ah! si j'avais eu, comme les grands professeurs et embaumeurs, le loisir d'étudier de gros livres, je n'irais pas en torturer les phrases pour arriver ensuite, contre toute vraisemblance, contre toute probité, à cette monstrueuse conséquence qu'un homme honnête et intelligent n'a pas le droit de vivre de ses idées et de son travail. J'ose espérer, Monsieur le Docteur, que sur la question de dépossession, il ne vous reste plus de doute.

Je voudrais en rester là avec ces Messieurs, mais ils ne me le permettent pas; c'est un crime à leurs yeux de pratiquer des embaumements et d'être étranger à l'art de guérir, c'est-à-dire de n'avoir pas un diplôme de médecin: un professeur me fait ce reproche. Mais, savant professeur, faites-moi donc saisir le rapport subtil qu'il peut y avoir entre le talent de guérir une personne malade et celui d'embaumer un homme mort. — Pour ma part, je n'en vois point qu'on puisse avouer. — Vous me demandez à quel titre je fais des embaumemens? — A quel titre? Vous ne devinez pas? Mais à titre d'embaumeur; la réponse est bien simple. — Vous n'êtes pas satisfait, vous insistez et vous voulez savoir où j'ai pris mon diplôme? Je l'ai reçu là où l'on vous l'eût refusé pour le fait spécial de la conservation. L'Académie des Sciences, en récompensant d'un grand prix Monthyon la partie de mes travaux que j'ai rendue publique, a solennellement déclaré que personne n'avait porté aussi loin que moi l'art de conserver les corps.

L'Académie de Médecine, dans deux rapports qui ont été faits sur la même matière, a renvoyé aux ministres mon Mémoire signalé comme digne d'une récompense nationale.

Et lorsque j'ai entrepris de conserver les corps destinés à la sépulture, je me suis trouvé, de droit et de fait, l'embaumeur par excellence.

Et vous, Monsieur le Professeur qui me critiquez si fort, me permettrez-vous de vous adresser la même question? Mais non, je ne veux point abuser; je souhaite que vous ayez à produire des titres aussi légitimes que les miens.

Je soumets à votre jugement, Monsieur le Docteur, le différent entre le professeur et moi sur cette question de titres, et je vous demande la permission d'ajouter un seul mot. Il est bien vrai que je ne suis pas docteur en médecine, ni officier de santé, pas même pharmacien, et cependant j'ai disséqué à Metz en 1808; j'ai pansé des blessés dans les hôpitaux, j'ai fait des amputations sur les champs de bataille : deux fois le typhus m'a laissé seul pour le service médical d'un grand hôpital; à Paris j'ai exercé publiquement la médecine, j'ai eu des malades dans les principaux hôpitaux, et mon travail a été couronné d'un grand prix Monthyon, décerné par la section de médecine de l'Institut. Je ne suis pas médecin, et cependant j'ai fait mon travail sur l'assimilation. J'ai fait un grand nombre de recherches sur la gélatine, et j'ai démontré que cette substance n'est pas alimentaire ; l'Académie a reconnu l'exactitude des faits observés par moi. — Je ne suis pas médecin, et cependant j'ai déterminé la source du cinquième de la chaleur animale, ce que MM. Dulong et Desprez n'avaient pas trouvé, eux savans distingués, qui ne s'occupaient que de l'acte de la respiration.

Mais ce n'est pas de tout cela qu'il s'agit. Ceux qui tentent de me dépouiller crient à la spoliation : car ceux qui m'insultent et m'outragent veulent me faire passer pour un homme enclin à la violence; et, dans leur aveuglement, ils ne gardent aucune mesure : croiriez-vous que l'un de ces hommes n'a pas rougi lorsque, devant un tribunal, il a poussé l'audace jusqu'à m'accuser d'être le plagiaire du docteur Tranchina!

Examinons les faits et tâchons de retrouver par des dates authentiques la valeur de cette accusation.

Un journal, *la Gazette des Hôpitaux*, du mardi 7 juillet 1835, contenait l'article suivant sur l'emploi de l'arsenic pour la conservation des cadavres, par M. le docteur Tranchina : « Depuis quelque temps les journaux italiens « parlent d'UNE MÉTHODE MIRACULEUSE employée « par le docteur Tranchina pour conserver les cadavres. « Chacun avait le plus grand désir de savoir quelle était la « substance qui s'opposait avec tant d'efficacité à la corruption des corps : ce désir a été satisfait. M. le docteur « Tranchina vient de déclarer publiquement, DANS UNE « SÉANCE SOLENNELLE à l'hôpital de la Trinité de

« Naples, en présence du général Alavarez et des plus gran-
« des notabilités médicales, civiles et militaires, que la
« substance dont il se sert avec tant d'avantage depuis
« plusieurs années, C'EST L'ARSENIC.

« Toute l'opération consiste dans l'injection par l'artère
« carotide gauche, au moyen d'une serigue, d'une dissolu-
« tion de *deux livres d'arsenic coloré avec un peu de mi-*
« *nium* ou de *cinnabre* dans vingt livres d'eau de fontaine,
« ou mieux encore d'esprit-de-vin.

« S'il y a des signes d'un commencement de putréfaction
« des intestins, il faudra, à l'aide d'un trois-quarts, intro-
« duire le même liquide dans la cavité abdominale. En em-
« ployant l'esprit-de-vin, toutes les parties du cadavre con-
« servent beaucoup plus longtemps leur fraîcheur et cette
« forme qui est nécessaire pour les préparations anato-
« miques.

« Tel est le procédé au moyen duquel *un cadavre peut*
« *être maintenu pendant plus de deux mois sans odeur ni*
« *altération;* il conserve sa fraîcheur, sa flexibilité et sa
« couleur naturelle; ensuite il se dessèche, durcit et prend
« une couleur obscure. »

N'est-il pas évident que le docteur Tranchina n'indique ici
qu'un moyen de conservation temporaire des cadavres destinés à l'étude de l'anatomie, et qu'il n'a songé en aucune façon
à la conservation indéfinie, à l'embaumement des corps?

Comparons maintenant et analysons les dates. Sans doute
je ne puis faire remonter officiellement mon travail à 1826
ou 1827, époque de mes premières tentatives : ces dates
ne seraient pas acceptées par un juge; mais le 4 mars 1833,
le ministre de l'instruction publique, en réponse à ma demande, m'engagea à présenter mon travail à l'examen de
l'Académie de Médecine : or, c'est le 26 mars suivant que
j'ai fait la présentation. L'Académie nomma une commis-
sion qui, par l'organe de M. Breschet, fit son rapport le
14 juillet 1835. Il est donc constaté que, pour l'injection ou
mode d'application, j'ai la priorité par date authentique.

qui ne craignent point d'employer pour l'embaumement du prince Galitzin un procédé découvert depuis quelques jours, et qui n'a été expérimenté par personne ?... Car enfin l'inventeur breveté, M. le docteur Souquet, m'a fait embaumer l'un de ses malades le 9 février 1843 (1), et alors il n'était point embaumeur. Peut-être cette opération a-t-elle été pour lui une sorte de révélation !

Personne avant moi ne s'était spécialement occupé des embaumements, cela est incontestable ; et si je voulais décrire ici vingt opérations officiellement connues, je ne citerais que des choses barbares au point de vue pratique comme à celui de la raison. Pour les uns, on verrait un mélange de sublimé et de chlorure de chaux ; pour les autres, 30 kilogrammes de chlorure de mercure pour un seul cadavre ; et, le croiriez-vous ? 80 kilogrammes de quinquina rouge, première qualité, en poudre. Il est vrai qu'on a présenté cette note pour pouvoir demander 17,500 fr.

Ici il est important de vous faire remarquer que le grand zèle d'embaumement, de la part de certaines personnes, ne se révèle que dans des cas exceptionnels, par exemple à la mort de grands personnages ; oh ! alors ces hommes déploient toute leur activité, tout leur savoir-faire, et afin de mieux réussir, ils déclament contre moi, me contestent l'invention, ou affirment que mon procédé n'assure pas la conservation, etc., etc.

Mais lorsqu'un homme honnête, un savant, un médecin, un de ces hommes qui ne sont riches que de savoir, de vertus, vient à succomber, pour ceux-là ces Messieurs m'abandonnent sans conteste l'honneur, même le privilége exclusif de l'embaumement ; voyez, par exemple, si à la mort de ce bon et honnête Sanson, si pour Broussais, pour Desgenettes, pour Marc ou pour Alibert ils sont venus me disputer la place ; ont-ils cherché à me faire concurrence ? Non ; en général, pour les hommes de science, de haute mo-

____

(1) Mme Combrouze, rue de la Contrescarpe-Saint-Antoine, 70.

ralité, mais sans fortune, le procédé Gannal est bon, trop bon ; (4) mais pour les princes et les hommes opulents vient de droit le procédé *égyptien*.

Le procédé égyptien, que personne ne connaissait, et qui pour ces Messieurs est cependant le mot sacramentel ! Voyez plutôt l'article du *Journal des Débats* du 18 août 1842..... « Le procédé ancien, le seul qui eût pour lui la « sanction du temps, a été choisi à l'unanimité par les mé- « decins que M. le docteur Pasquier fils s'ÉTAIT ASSOCIÉS, « d'après l'autorisation du roi. » Or, que dire de cet article du *Journal des Débats*, sinon que nos notabilités médicales civiles et militaires, en juillet 1842, ne connaissaient pas d'autres procédés d'embaumement que ce prétendu procédé égyptien. Certes le *Journal des Débats*, qui préconise la sanction du temps, ne prônera pas le procédé appliqué au prince Galitzin, pas plus que ceux des vingt autres inventeurs qui sont venus à l'Institut présenter l'élucubration de leur cerveau, pour de nouveaux procédés d'embaumement ! AURI SACRA FAMES !

Les embaumeurs de fraîche date se disent : « L'embaumement Gannal a séduit les familles pieuses ; tâchons de faire des embaumements. — N'importe le résultat, embau-

---

(1) J'ai embaumé 29 médecins :

	Hommes de science, 55 :	
Desgenettes.	Sanson.	Fourier.	Berryer père.
Monet.	Frappart.	Girard.	Cochm.
Alibert.	Double.	Lesueur.	Alexandre Duval.
Broussais.	Francœur.	Thévenin.	De Jouffroy.
Quesneville.	Bony.	Egésippe Moreau.	Chérubini.
Gaubert.	Pelletier.	Fr. de Lalande.	Obellianne.
Brugnot.	Canuet.	Poisson.	Wilhem.
Marc.	Bazault.	Robiquet.	Morel de Vindé.
Richerand.	Juglard.	Turpin.	Bouvart.
Laudibert.	Nauche.	Rognat.	Fortia d'Urban.
Saint-Amand.	Bérard fils.	Nép. Lemercier.	Casim. Delavigne.
Paban fils.	Parent.	Jadelot.	L'abbé Gros.
Gorse.	Vilette.	Blanqui (M⁰ⁿᵉ).	Berthaud.
Foucteau.	Regnault.	Mgr de Quelen.	Cortot.
	Ribes.	L'abbé Huot.	Berton.
		L'abbé Mercier.	L'abbé Desahs.
		Garnier-Pagès.	

mons, le 18 novembre 1843, M. Pretti... (1) il sera enterré le 21 ; puis on n'y verra plus rien. » — Voilà sans doute ce qu'était le raisonnement du professeur de la Faculté qui a opéré avec l'acide arsenieux.... Malheureusement il ne s'est pas trouvé au cimetière Montmartre le 13 janvier 1844, c'est-à-dire cinquante-trois jours après l'opération ; il aurait vu comme moi, comme M. Basset, commissaire de police du quartier Montmartre, comme M. Duprat, son secrétaire, comme M. Leplay, conservateur du cimetière, comme M. Nota, marbrier, et comme plus de vingt autres témoins...., qu'à l'ouverture de la bière il s'exhala une odeur putride, aillacée, épouvantable ; que le linceul était totalement recouvert de moisissures, et le corps si complétement décomposé, qu'il s'est divisé au moment du changement de cercueil. — Voilà un fait matériel ; en voici un autre :

Vous avez su qu'un de nos professeurs, dans le but de conserver les restes d'un de nos grands généraux, et aussi pour m'éviter la peine d'une opération, fit déposer le corps dans un cercueil de plomb où on avait placé deux kilogrammes de perchlorure de mercure, et qu'après la soudure du couvercle on fit remplir la caisse d'esprit-de-vin.

On serait tenté d'admirer la simplicité de la méthode, s'il n'était pas indispensable d'en étudier l'efficacité. — Mais comment admettre que le cerveau, les viscères, les gros muscles, puissent participer à l'action de ce préservatif avant la décomposition ?

Je pourrais facilement en démontrer l'impossibilité. Mais comme il y a ici une palpable énormité, je me contenterai de la signaler. Le plomb décompose le perchlorure de mercure ; il se forme immédiatement du chlorure de plomb, et le mercure revivifié, s'amalgamant avec le métal de la caisse, la perfore et laisse échapper le liquide qui devait assurer la conservation du corps.

(1) Cette personne est morte hôtel de la Victoire, rue des Fossés-Montmartre, 9.

Sans doute que ce professeur a été trompé par ses souvenirs; se rappelant le colonel Morlan, il a voulu imiter notre grand maître Larrey. — Mais alors il devait savoir que Larrey avait extrait le cerveau, les viscères, etc.

On dit que je suis violent, sans mesure, que j'attaque les grands dignitaires de la science; cela est calomnieux. Remarquez, je vous prie, que toutes mes lettres et tous mes Mémoires ont été imprimés et qu'ils n'ont jamais contenu que l'exposé des perfidies qui avaient été ourdies contre moi. Pour vous prouver d'une manière formelle que je ne suis pas sans mesure, mais qu'au contraire j'aime la paix, je vous citerai un seul fait. Je possède la description *authentique*, OFFICIELLE, de trente-quatre embaumements pratiqués par trente-quatre procédés différens, et je ne publie ni ces opérations, ni les noms des opérateurs, ni aucune appréciation des agens chimiques employés par ces messieurs. Est-ce de la modération, de l'amour de la paix?

Passons, Monsieur le Docteur. Croyez-vous qu'un homme ne soit pas en droit de se plaindre quand il sait qu'on se sert de son nom pour exploiter le chagrin des familles? Par exemple, chez M. Husson, rue Laffitte, 39, alors qu'on disait aux médecins que le défunt avait, par testament, exprimé la volonté formelle d'être embaumé par le procédé Gannal... que faisaient ces Messieurs?... Ils se disposaient à faire l'embaumement; ils devaient le pratiquer à une heure. La famille, informée de leur fraude à midi, les remercia et me fit venir. — Dites-moi, Docteur, si ces hommes-là sont honnêtes, de bonne foi, dignes d'estime et de considération?

Croyez-vous que tous ceux qui déclament contre moi agissent dans l'intérêt médical? Croyez-vous que ce médecin soit sincère, qui, sans connaître ni ma personne ni mes travaux, dit à M. Lavialle (1) que je suis un charlatan, un misérable qui trompe les familles en leur assurant une

(1) M. Lavialle est le maire d'Artigues, commune dans laquelle furent as-

résultat par les injections arsénicales, qui décomposent les corps cinquante jours après l'enterrement ; cela est plus impossible encore après les embaumements par le soi-disant procédé égyptien. Toutes ces pratiques commencent à être connues et appréciées à leur juste valeur.

Mon mode de conservation, journellement plus apprécié par les familles, est même spécialement demandé par les plus illustres personnages. **Le chef de la famille royale, Mgr LE DUC D'ANGOULÊME,** étant en danger de mort, son ami, son médecin, M. le docteur Bougon, a voulu s'assurer les moyens de conservation qu'on ne peut obtenir que par mon procédé, et les restes mortels du prince ont pu être présentés aux regards des fidèles et aux prières de sa famille, dans cet état naturel que chacun connaît déjà pour avoir vu.

Tels sont, Monsieur le Docteur, les faits et les réflexions que je voulais vous soumettre. Vous êtes maintenant à même de juger entre moi et les autres embaumeurs : je m'en rapporte à votre justice.

Daignez agréer,

Monsieur,

l'assurance de la haute considération

de votre très-humble serviteur

GANNAL,

rue de Seine, 6.

P. S. — Désirant que ma découverte présente à la Société toutes les garanties possibles, je suis parvenu à composer un liquide qui ne contient **ni ARSENIC, ni MERCURE, ni ZINC, ni PLOMB, ni CUIVRE,** c'est-à-dire aucun poison minéral.

J'ai dû, pour m'assurer la propriété de cette nouvelle découverte, prendre un brevet d'invention. Désormais tous les corps embaumés par mon procédé pourront être soumis aux investigations judiciaires sans qu'on ait à craindre d'erreur provenant de la nature de la substance injectée pour l'embaumement.

PARIS. — Imprimerie LE NORMANT, rue de Seine, 8.